C. G. Jung

Von Sinn und Wahnsinn

C. G. JUNG

Von Sinn und Wahnsinn

Ausgewählt von Franz Alt

EDITION C. G. JUNG

VERLAGSGRUPPE PATMOS

PATMOS
ESCHBACH
GRÜNEWALD
THORBECKE
SCHWABEN
VER SACRUM

Die Verlagsgruppe
mit Sinn für das Leben

MIX
Papier | Fördert gute Waldnutzung
FSC® C014496
FSC www.fsc.org

Die Verlagsgruppe Patmos ist sich ihrer Verantwortung gegenüber unserer Umwelt bewusst. Wir folgen dem Prinzip der Nachhaltigkeit und streben den Einklang von wirtschaftlicher Entwicklung, sozialer Sicherheit und Erhaltung unserer natürlichen Lebensgrundlagen an. Näheres zur Nachhaltigkeitsstrategie der Verlagsgruppe Patmos auf unserer Website www.verlagsgruppe-patmos.de/nachhaltig-gut-leben
Übereinstimmend mit der EU-Verordnung zur allgemeinen Produktsicherheit (GPSR) stellen wir sicher, dass unsere Produkte die Sicherheitsstandards erfüllen. Näheres dazu auf unserer Website www.verlagsgruppe-patmos.de/produktsicherheit. Bei Fragen zur Produktsicherheit wenden Sie sich bitte an produktsicherheit@ verlagsgruppe-patmos.de

Bibliografische Information der Deutschen Nationalbibliothek
Die Deutsche Nationalbibliothek verzeichnet diese Publikation in der Deutschen Nationalbibliografie; detaillierte bibliografische Daten sind im Internet über http://dnb.d-nb.de abrufbar.

Neuausgabe des 1986 im Walter Verlag, Düsseldorf und Zürich, erschienenen Titels *Von Sinn und Wahnsinn*.
Die Texte wurden auf die reformierte neue deutsche Rechtschreibung umgestellt.

Verlagsgruppe Patmos in der Schwabenverlag AG, Senefelderstr. 12, 73760 Ostfildern
www.patmos.de

Umschlaggestaltung: Finken & Bumiller, Stuttgart
Umschlagabbildung: Bild 71. Anonym, Ohne Titel, 1.11.1934, Gouache auf Papier, 22 x 19 cm, Bildarchiv C. G. Jung-Institut Zürich, Küsnacht, 002 ABBH, Foto: Ulrich Peters
Gestaltung, Satz: Schwabenverlag AG, Ostfildern
Druck: GGP Media GmbH, Pößneck
Hergestellt in Deutschland
ISBN 978-3-8436-1657-7

Inhalt

Vorwort

An Wissen sind wir reich geworden,
nicht aber an Weisheit.

GW 5, § 23

Schon in den ersten Januartagen des Jahres 2026 ließ Präsident Trump völkerrechtswidrig Venezuela überfallen und dessen Präsidenten Maduro kidnappen. Zudem drohte er damit, Grönland, Kolumbien und Kuba den USA einzugliedern. Und bereits zu Beginn seiner zweiten Amtszeit hatte er angekündigt, Kanada zum 51. Staat der USA machen zu wollen.

Trump und mit ihm viele der übrigen Machthaber unserer Zeit machen, was sie wollen – weil sie es können? Doch wie soll man es nennen, wenn statt des bisherigen Völkerrechts plötzlich wieder das alte Faustrecht gelten soll?

In dieser Hinsicht stellt sich auch heute in Bezug auf die Klimakrise, die Terrorbekämpfung, auf das Wettrüsten, auf jeden Krieg und die ansteigenden Flüchtlingsströme die Frage nach Sinn oder Wahnsinn. Zugegeben: Diese Frage ist nicht neu. Denn sie stellte sich auch in Bezug auf die Pest, die Kreuzzüge, die Hexenverbrennungen und viele andere historische

Gräueltaten und Ereignisse. Aber damit sind die neuen Fragen, Probleme und Herausforderungen nicht sinnvoll beantwortet.

Viele vergessen dabei, dass trotz der Taten von Trump, Putin und anderen das Völkerrecht Recht bleibt. Es braucht allerdings, wie Heribert Prantl schreibt, „Kräfte, die es weiterentwickeln und ihm beim Überwintern helfen". Das Recht des Stärkeren, das jetzt zu gelten scheint, bleibt Unrecht, weil es sich auf nackte Macht stützt. Diktatoren und Usurpatoren schaffen zwar vielleicht Fakten, aber sie bleiben dennoch Schurken. Die Völkerrechtsordnung ergibt als Herzstück der Demokratien nach wie vor Sinn.

Der große Schweizer Tiefenpsychologe Carl Gustav Jung analysierte: »An Wissen sind wir reich geworden, nicht aber an Weisheit.« Ganz klar: Zukunft braucht Weisheit. Aber wir sind zu vergangenheitsbesessen und zu zukunftsvergessen geworden. Wir werden lernen müssen, mit Unsicherheiten zu leben. Was kann eine Menschheit, die mehr auf Weisheit setzt, heute tun? Jung meint dazu: »Die einzige Großmacht, die ich anerkenne, ist die menschliche Seele.« Haben wir diese »einzige Großmacht« vergessen und verdrängt?

C. G. Jung verstand sich immer als geistiger Heiler im privaten wie im politischen und auch im beruflichen Leben. Dabei spielen Begriffe wie »neu« oder »alternativ« oder »neues Bewusstsein«, »neue Tiefenpsychologie« und »Tiefentheologie« eine zentrale Rolle. Heute kämen hinzu: »neue Friedensbewegung«, »neue Neurologie« und »neue Umweltbewegung«. Die Wiederentdeckung der menschlichen Seele setzt auf einen globalen Bewusstseinswandel. Denn weil alles mit allem zusammenhängt, sind wir mitverantwortlich für die Probleme unserer Zeit.

Bei Jung geht es immer darum, auch unsere eigenen Schattenseiten kennenzulernen. Es könnte ja auch sein, dass der andere oder die anderen recht haben. Die Erkenntnis unseres Schattens beschützt uns vor Selbsterhöhung und Moralismus, was in Bezug auf das Bekämpfen des Wahnsinns und bei der Suche nach Sinn von großer Bedeutung ist.

Um die vorherrschende Todesbewegung und Selbstzerstörung zu überwinden, bedarf es einer Befreiung der Lebensenergie. Darin liegt die Chance unserer heutigen Krisen. Die Geschichte gibt Jung recht. Bei allen Krisen hat es die Menschheit immer geschafft, auch die Chancen darin zu erkennen. C. G. Jung dazu: »Wir können aus der Grube erst herausklettern, wenn wir in dieselbe hineingefallen sind.«

Nachdem ich bereits 1983 ein C. G. Jung-Lesebuch zusammengestellt hatte, schrieben mit Leserinnen und Leser, die sich zum ersten Mal auf dessen Texte eingelassen hatten: »Schon die Lektüre ist heilsam.« Und auch heute möge der vorliegende Band dazu helfen, darin ungeahnte Schätze zu entdecken: Von Sinn und Wahnsinn unserer Zeit.

Baden-Baden, im Januar 2026

Franz Alt

Vom Sinn

Sinnerfahrung

Kleinstes mit Sinn ist immer lebenswerter als Größtes ohne Sinn. **GW 16, § 96**

Wie der Körper der Nahrung bedarf, und zwar nicht irgendwelcher, sondern nur der ihm zusagenden, so benötigt die Psyche den *Sinn* ihres Seins, und zwar ebenso nicht irgendwelchen Sinn, sondern jener Bilder und Ideen, die ihr natürlicherweise entsprechen, nämlich jener, die vom Unbewussten angeregt werden.
GW 13, § 476

Psychische Erfahrungen wurzeln nicht nur im Außen, und geistige Inhalte beruhen nicht nur auf Sinneswahrnehmungen. Es gibt ein irrationales, inneres, psychisches Leben, das sogenannte »geistige Leben«, von dem, mit Ausnahme einiger »Mystiker«, fast niemand mehr etwas weiß oder wissen will. Das »innere Leben« wird meist als Unsinn betrachtet und soll tunlichst ausgeschaltet werden. Merkwürdigerweise gilt das heute für den Osten ebenso wie für den Westen.

Briefe III, S. 348

Wir haben Angst, die Existenz eines inneren Lebens zuzugeben. Das könnte ja »pathologisch« sein ... Meinungen sind uns wichtiger als wirkliches Leben ...

Briefe III, S. 351

Wie oft hörte ich schon einen Kranken ausrufen: »Wenn ich wüsste, dass mein Leben irgendeinen Sinn und Zweck hätte, dann brauchte ich diese ganze Nervengeschichte nicht!« Ob der Betreffende nun reich oder arm ist, Familie und Stellung hat oder nicht, macht gar nichts aus, denn diese Tatsache genügt ihm als Lebenssinn längst nicht. Es handelt sich vielmehr um die irrationale Notwendigkeit eines sogenannten geistigen Lebens, das er aber weder von Universitäten, noch von Bibliotheken, noch auch von Kirchen beziehen kann. Denn er kann es nicht annehmen, weil es nur seinen Kopf berührt, nicht aber sein Herz ergreift. **GW 8, § 686**

Die sinnenfällige Wahrheit mag der Vernunft genügen, sie ergibt aber nie einen Sinn des menschlichen Lebens, der auch das Gemüt ergreift und ausdrückt. Die Kräfte des Gemütes aber sind sehr oft die Faktoren, die hauptsächlich und in letzter Linie entscheiden, im Guten wie im Bösen [...] Hat uns die Vernunft und die gute Absicht vielleicht vor dem Weltkrieg oder vor irgendeinem anderen katastrophalen Unsinn bewahrt?

GW 8, § 683

Die alltägliche Vernunft, der gesunde Menschenverstand, die Wissenschaft als konzentrierter common sense reichen gewiss eine ganze Strecke weit, aber doch nie weiter als die Grenzpfähle der allerbanalsten Wirklichkeit und der durchschnittlichen Normalmenschlichkeit. Sie geben im Grunde keine Antwort auf die Frage des seelischen Leidens und dessen tiefster Bedeutung. *Die Psychoneurose ist im letzten Verstande ein Leiden der Seele, die ihren Sinn nicht gefunden hat.* Aus dem Leiden der Seele aber geht alle geistige Schöpfung hervor und jeglicher Fortschritt des geistigen Menschen, und der Grund des Leidens ist der geistige Stillstand, die seelische Unfruchtbarkeit.

Mit dieser Erkenntnis betritt der Arzt nunmehr ein Gebiet, dem er sich nur mit größtem Zögern naht. Hier nämlich tritt die Notwendigkeit an ihn heran, die heilende Fiktion, die geistige Bedeutung zu übermitteln, denn das ist es ja, wonach der Kranke verlangt, jenseits all dessen, was Vernunft und Wissenschaft ihm geben können. Der Kranke sucht das, was ihn ergreift und der chaotischen Verworrenheit seiner neurotischen Seele sinnvolle Gestalt verleiht. Ist der Arzt dieser Aufgabe gewachsen? Er wird seinen Patienten wohl zunächst an den Theologen oder Philosophen weisen oder ihn der großen Ratlosigkeit der Zeit überlassen. Als Arzt ist er ja durch sein professionelles Gewissen nicht verpflichtet, eine Weltanschauung zu haben. Was wird aber, wenn er nur allzudeutlich sieht, woran sein Patient krankt, dass er nämlich keine Liebe hat, sondern bloß Sexualität, keinen Glauben, weil ihn die Blindheit schreckt, keine Hoffnung, weil ihn Welt und Leben desillusioniert haben, und keine Erkenntnis, weil er seinen eigenen Sinn nicht erkannt hat?

Zahlreiche gebildete Patienten weigern sich kategorisch, zum Theologen zu gehen. Vom Philosophen wollen sie schon gar nichts hören, denn die Geschichte der Philosophie lässt sie kalt, und der Intellektualismus ist ihnen öder als die Wüste. Und wo gibt es die großen Lebens- und Weltweisen, die nicht bloß von Sinn reden, sondern ihn auch haben? **GW 11, §§ 497 f.; § 500**

Wer immer Angst hat, hat Grund dazu. Es gibt nicht wenige Patienten, denen man Angst einjagen muss, weil sie aus Instinktverkümmerung keine mehr haben. Ein Mensch, der keine Angst mehr hat, steht am Rande des Abgrunds ...

Versteht mein Patient die religiöse Sprache, so sage ich ihm: Versuche ja nicht, dieser Angst, die Gott dir gegeben hat, zu entgehen, sondern versuche sie bis aufs Letzte zu ertragen ... **Briefe I, S. 492 f.**

Gotteserfahrung

Gott ist eine allgemeine Erfahrung, die nur von einem blöden Rationalismus und einer entsprechenden Theologie verdunkelt wird. **Briefe II, S. 208**

Die Wissenschaft sucht die Wahrheit ... Die Kirche *hat* die Wahrheit und darum sucht sie sie nicht.

Briefe I, S. 430

Gott ist eine offenkundige psychische und nicht physische Tatsache, das heißt, sie ist nur psychisch, nicht aber physisch feststellbar. **GW 11, § 751**

Vom *Glauben* spricht man, wenn man ein *Wissen* verloren hat. Glauben und Unglauben an Gott sind bloßer Ersatz. Der naive Primitive *glaubt nicht, er weiß*, denn die innere Erfahrung gilt ihm mit Recht so viel wie die äußere. Er hat noch keine Theologie und hat sich noch nicht von dumm-pfiffigen Begriffen vernebeln lassen. Er richtet sein Leben – notgedrungenerweise – nach äußeren und inneren *Tatsachen*, die er nicht, wie wir, gesondert empfindet. Er lebt in *einer* Welt, wir aber nur in der einen Hälfte und glauben bloß, oder auch nicht, an die andere. **Briefe II, S. 208 f.**

Unter allen meinen Patienten jenseits der Lebensmitte, das heißt jenseits 35, ist nicht ein einziger, dessen endgültiges Problem nicht das der religiösen Einstellung wäre [...] und keiner ist wirklich geheilt, der seine religiöse Einstellung nicht wieder erreicht.

GW 11, § 509

Die menschliche Seele und die seelischen Hintergründe werden in maßloser Weise unterschätzt. Wie wenn Gott zum Menschen ausschließlich durch das Radio, durch die Zeitung oder durch die Predigt spräche. Gott hat nie anders zum Menschen gesprochen als in der Seele und durch die Seele, und die Seele versteht es, und wir erfahren es als etwas Seelisches. Wer das Psychologisieren nennt, der leugnet das Auge, das die Sonne sieht. **Briefe I, S. 132**

An einem schönen Sommertag desselben Jahres (1887) kam ich mittags aus der Schule und ging auf den Münsterplatz. Der Himmel war herrlich blau, und es war strahlender Sonnenschein. Das Dach des Münsters glitzerte im Licht, und die Sonne spiegelte sich in den neuen, buntglasierten Ziegeln. Ich war überwältigt von der Schönheit dieses Anblicks und dachte: »Die Welt ist schön und die Kirche ist schön, und Gott hat das alles geschaffen und sitzt darüber, weit oben im blauen Himmel, auf einem goldenen Thron und –« Hier kam ein Loch und ein erstickendes Gefühl. Ich war wie gelähmt und wusste nur: Jetzt nicht weiterdenken! Es kommt etwas Furchtbares, das ich nicht denken will, in dessen Nähe ich überhaupt nicht kommen darf …

Ich fasste allen Mut zusammen, wie wenn ich in das Höllenfeuer zu springen hätte und ließ den Gedanken kommen: Vor meinen Augen stand das schöne Münster, darüber der blaue Himmel, Gott sitzt auf goldenem Thron, hoch über der Welt, und unter dem Thron fällt ein ungeheures Exkrement auf das neue bunte Kirchendach, zerschmettert es und bricht die Kirchenwände auseinander …

Vieles wurde mir klar, was ich zuvor nicht verstehen konnte. Ich hatte erfahren, was mein Vater nicht begriffen hatte – den Willen Gottes, dem er sich aus den besten Gründen und dem tiefsten Glauben widersetzte. Darum hatte er auch nie das Wunder der Gnade erlebt, die alles heilt und alles verständlich macht. Er hatte sich die Gebote der Bibel zur Richtschnur genommen, er glaubte an Gott, so wie es in der Bibel steht und wie seine Väter ihn gelehrt hatten. Aber er kannte nicht den lebendigen unmittelbaren Gott, der allmächtig und frei über Bibel und Kirche steht, den Menschen zu seiner Freiheit aufruft und ihn zwingen kann, auf seine eigenen Ansichten und Überzeugungen zu verzichten, um Seine Forderung unbedingt zu erfüllen …

Damals hat meine eigentliche Verantwortlichkeit begonnen. Der Gedanke, den ich denken musste, war mir schrecklich, und mit ihm erwachte die Ahnung, dass Gott etwas Furchtbares sein könnte. Es war ein furchtbares Geheimnis, das ich erlebt hatte, und es bedeutete für mich eine angstvolle und dunkle Angelegenheit. Sie überschattete mein Leben, und ich wurde sehr nachdenklich. Ich habe das Erlebnis auch als meine Minderwertigkeit empfunden. Ich bin ein Teufel oder ein Schwein, dachte ich, irgendetwas Verworfenes. Aber dann begann ich im Geheimen die Bibel meines Vaters zu erforschen. Mit einer gewissen Genugtuung las ich im Evangelium vom Pharisäer und Zöllner und fand, dass gerade die Verworfenen die Auserwählten seien. Dass der ungetreue Haushalter gelobt wird, und dass Petrus, der Wankelmütige, zum Fels ernannt wird, machte mir nachhaltigen Eindruck.

Erinnerungen S. 51; S. 54 f.

Das Wesentliche entzieht sich der Beurteilung des westlichen Geistes, da er es aus Unwissenheit entweder nicht wahrnimmt oder nicht weiß: Er hat vergessen, dass der Mensch innere Erfahrungen hat, dass er heimgesucht wird von subjektiven Erlebnissen irrationaler Natur, die sich rationalen Argumenten, wissenschaftlichen Beweisen und entwertenden Diagnosen entziehen.

Briefe III, S. 351

Wir machen uns kein rechtes Bild vom Osten. Von dort stammt die Scherzfrage: Wie lange braucht einer für seinen Erlösungsweg, wenn er Gott liebt, und wie lange, wenn er Gott hasst? Man erwartet zunächst, er brauche viel länger, wenn er Gott hasst. Der Inder aber sagt: Wenn er Gott liebt, braucht er sieben Jahre, wenn er Gott hasst, nur drei. Denn wenn er Gott hasst, denkt er viel mehr an ihn! Welch subtile Ruchlosigkeit! Aber diese Frage ist absolut richtig, so, wie sie gemeint ist. GW 10, § 876

Krankheit und Schicksal

Der Arzt muss sich mit dem konkreten Leiden auf Gedeih und Verderb auseinandersetzen und weiß nichts mehr hinter sich als das Mysterium der Weltregierung.

GW 18/II, § 1578

Nicht weil der Neurotische seinen alten Glauben verloren hat, ist er krank, sondern weil er die neue Form seines besten Strebens noch nicht gefunden hat.

GW 4, § 669

(Der Patient) *muss* vielleicht das Böse und seine Macht erleben und erdulden, weil er nur so sein Pharisäertum anderen Menschen gegenüber endlich aufgeben kann. Vielleicht muss ihn – nennen Sie es wie immer – das Schicksal oder das Unbewusste oder Gott ganz gehörig auf die Nase und in den Dreck fallen lassen, weil nur ein massives Erleben »anschlägt« und ihn aus seinem Infantilismus ein Stück weit herausreißt und reifer macht. Wie soll ein Mensch erfahren, wie nötig er eine Erlösung hat, wenn er selbstsicher meint, er brauche von nichts erlöst zu werden? Ein Mensch sieht seinen Schatten, seine schiefe Ebene, aber er wendet den Blick davon ab, flieht, konfrontiert sich nicht, setzt sich nicht damit auseinander, wagt nichts – und rühmt sich dann vor Gott, vor sich, vor den Menschen seines weiß und unbefleckt gebliebenen Kleides, das er in Wahrheit seiner Feigheit, seiner Regression, seinem Angelismus und Perfektionismus verdankt. Und statt sich zu schämen, steht er vorn im Tempel und sagt: »Ich danke dir, dass ich nicht bin wie diese da ...«

GW 10, § 867

Die Neurose nämlich ist keineswegs nur ein Negatives, sondern auch ein Positives. Nur ein seelenloser Rationalismus kann und hat diese Tatsache übersehen, unterstützt durch die Beschränktheit einer bloß materialistischen Weltanschauung. In Wirklichkeit enthält die Neurose die Seele des Kranken oder zum Mindesten einen ganz wesentlichen Teil derselben, und wenn ihm, der rationalistischen Absicht entsprechend, die Neurose, wie ein kranker Zahn, ausgezogen werden könnte, so hätte er damit nichts gewonnen, sondern etwas sehr Wesentliches verloren, nämlich soviel wie ein Denker, dem der Zweifel an der Wahrheit seiner Schlüsse, oder wie ein moralischer Mensch, dem die Versuchung, oder wie ein Mutiger, dem die Angst abhandengekommen wäre. Eine Neurose verlieren, bedeutet soviel wie gegenstandslos werden, ja das Leben verliert seine Spitze und damit den Sinn. Es war keine Heilung, sondern eine Amputation. **GW 10, § 355**

Nicht, wie man eine Neurose los wird, hat der Kranke zu lernen, sondern wie man sie trägt. **GW 10, § 360**

Eine Neurose ist dann wirklich »erledigt«, wenn sie das falsch eingestellte Ich erledigt hat. Nicht sie wird geheilt, sondern sie heilt uns. Der Mensch ist krank, die Krankheit aber ist der Versuch der Natur, ihn zu heilen. Wir können also aus der Krankheit selber sehr viel für unsere Gesundung lernen, und was dem Neurotiker als absolut verwerflich erscheint, darin liegt das wahre Gold, das wir sonst nirgends gefunden haben.

GW 10, § 361

Nach der Krankheit begann eine fruchtbare Zeit der Arbeit für mich. Viele meiner Hauptwerke sind erst danach entstanden. Die Erkenntnis oder die Anschauung vom Ende aller Dinge gaben mir den Mut zu neuen Formulierungen. Ich versuchte nicht mehr, meine eigene Meinung durchzusetzen, sondern vertraute mich dem Strom der Gedanken an. So kam ein Problem nach dem anderen an mich heran und reifte zur Gestaltung ...

Erst nach der Krankheit verstand ich, wie wichtig das Ja-Sagen zum eigenen Schicksal ist. Denn auf diese Weise ist ein Ich da, das auch dann nicht versagt, wenn Unbegreifliches geschieht. Ein Ich, das aushält, das die Wahrheit erträgt, und das der Welt und dem Schicksal gewachsen ist. Dann hat man mit einer Niederlage auch einen Sieg erlebt. **Erinnerungen, S. 325 f.**

Lebenswende und Alter

Altsein ist äußerst unpopulär. Man scheint nicht zu berücksichtigen, dass Nicht-altern-Können genauso blödsinnig ist wie den Kinderschuhen Nicht-entwachsen-Können. **GW 8, § 801**

Es scheint also der allgemeinen Seele der Menschheit mehr zu entsprechen, wenn wir den Tod als die Sinnerfüllung des Lebens und als sein eigentlichstes Ziel betrachten anstatt als ein bloß sinnloses Aufhören.

GW 8, § 807

Der Mensch würde gewiss keine siebzig und achtzig Jahre alt, wenn diese Langlebigkeit dem Sinn seiner Spezies nicht entspräche. Deshalb muss auch sein Lebensnachmittag eigenen Sinn und Zweck besitzen und kann nicht bloß ein klägliches Anhängsel des Vormittags sein. Der Sinn des Morgens ist unzweifelhaft die Entwicklung des Individuums, seine Festsetzung und Fortpflanzung in der äußeren Welt und die Sorge für die Nachkommenschaft. Das ist der offensichtliche

Naturzweck. Aber wenn dieser Zweck erfüllt, ja reichlich erfüllt ist, soll der Gelderwerb, die Weitereroberung und die Existenzausdehnung über jeden vernünftigen Sinn hinaus beständig weitergehen? Wer solchermaßen das Gesetz des Morgens ... in den Lebensnachmittag ohne Not hinüberschleppt, muss es mit seelischen Einbußen bezahlen; genau wie ein Junger, der seinen kindischen Egoismus ins erwachsene Alter hinüberretten will, seinen Irrtum mit sozialen Misserfolgen begleichen muss. Gelderwerb, soziale Existenz, Familie, Nachkommenschaft sind noch bloße Natur, keine Kultur. Kultur liegt jenseits des Naturzwecks. Könnte also Kultur der Sinn und Zweck der zweiten Lebenshälfte sein?

Bei primitiven Stämmen sehen wir zum Beispiel, dass fast stets die Alten die Hüter der Mysterien und Gesetze sind, und in diesen in erster Linie drückt sich die Kultur des Stammes aus. Wie steht es in dieser Hinsicht bei uns? Wo ist die *Weisheit* unserer Alten? Wo sind ihre Geheimnisse und Traumgeschichten? Fast eher wollen es bei uns die Alten den Jungen gleichtun. In Amerika ist es sozusagen das Ideal, dass der Vater der Bruder seiner Söhne und die Mutter womöglich die jüngere Schwester ihrer Tochter ist. **GW 8, §§ 787 f.**

Es ist der Vorzug und die Aufgabe des reiferen Alters, das die Mittagshöhe des Lebens überschritten hat, Kultur zu erzeugen. **GW 10, § 272**

Was die Jugend außen fand und finden musste, soll der Mensch des Nachmittags innen finden. GW 7, § 114

Von der Lebensmitte an bleibt nur der lebendig, der mit dem Leben sterben will. GW 8, § 800

Der Nährboden der Seele ist das natürliche Leben. Wer dieses nicht begleitet, bleibt in der Luft hängen und erstarrt. Darum verholzen so viele Menschen im reifen Alter, sie schauen zurück und klammern sich an die Vergangenheit mit geheimer Todesfurcht im Herzen. Sie entziehen sich dem Lebensprozess wenigstens psychologisch und bleiben darum als Erinnerungssalzsäulen stehen, die sich zwar noch lebhaft an ihre Jugendzeit zurückerinnern, aber kein lebendiges Verhältnis zur Gegenwart finden können. Von der Lebensmitte an bleibt nur der lebendig, der mit dem Leben sterben will. Denn das, was in der geheimen Stunde des Lebensmittags geschieht, ist die Umkehr der Parabel, *die Geburt des Todes.* GW 8, § 800

Tod als Ziel

Der Tod ist seelisch ebenso wichtig wie die Geburt und wie diese ein integrierender Bestandteil des Lebens.

GW 13, § 68

Wie die Flugbahn des Geschosses im Ziel, so endet das Leben im Tod, der mithin das Ziel des ganzen Lebens ist. Selbst dessen Aufstieg und sein Höhepunkt sind nur Stufen und Mittel zum Zweck, das Ziel, nämlich den Tod, zu erreichen. Diese paradoxe Formel ist nichts als der logische Schluss aus der Tatsache der Zielstrebigkeit und Zweckbestimmtheit des Lebens. Ich glaube nicht, dass ich mich damit einer syllogistischen Spielerei schuldig mache. Dem Aufstieg des Lebens billigen wir Ziel und Sinn zu, warum nicht dem Abstieg? Die Geburt des Menschen ist bedeutungsschwanger, warum nicht der Tod? Der junge Mensch wird zwanzig und mehr Jahre auf die völlige Entfaltung seiner Einzelexistenz vorbereitet, warum soll er sich nicht zwanzig und mehr Jahre auf sein Ende vorbereiten? Allerdings – mit dem Höhepunkt (des Lebens) hat man es sichtlich erreicht, man ist's und man hat's. Was ist aber mit dem Tod erreicht?

Es ist mir unsympathisch, in dem Moment, wo man etwas erwarten dürfte, plötzlich einen Glauben aus der Tasche zu ziehen und meinen Leser aufzufordern, ausgerechnet das zu tun, was er nie konnte, nämlich etwas glauben. Ich muss gestehen, ich konnte es auch nie. Darum werde ich jetzt gewiss nicht behaupten, man müsse eben glauben, dass der Tod eine zweite Geburt sei und in eine Fortdauer über das Grab hinaus überleite. **GW 8, § 804**

Hier erwacht aber mein ärztliches Gewissen, das etwas Wesentliches zu dieser Frage noch zu sagen hat. Ich habe nämlich die Beobachtung gemacht, dass ein zielgerichtetes Leben im Allgemeinen ein besseres, reicheres, gesünderes ist als ein zielloses, und dass es besser ist, mit der Zeit vorwärts als gegen die Zeit rückwärts zu gehen. Dem Seelenarzt erscheint der Alte, der sich vom Leben nicht trennen kann, ebenso schwächlich und krankhaft wie der Junge, der es nicht aufzubauen vermag. [...] Es wäre also vom seelenärztlichen Standpunkt aus gut, wenn wir denken könnten, dass der Tod nur ein Übergang sei, ein Teil eines unbekannt großen und langen Lebensprozesses.

GW 8, § 792

Der Tod ist ein treuer Begleiter des Lebens und folgt ihm als sein Schatten. Man hat noch einzusehen, wie sehr Lebenwollen = Sterbenwollen ist. **Briefe I, S. 56**

Leben nach dem Tod

Vom psychologischen Gesichtspunkt aus erscheint das »Leben im Jenseits« als eine konsequente Fortsetzung des psychischen Lebens im Alter. **Erinnerungen, S. 349**

Deshalb haben auch alle großen Religionen ihre Jenseitsverheißungen, ihren überweltlichen Zielpunkt, der es dem Sterblichen ermöglicht, die zweite Lebenshälfte mit einer ähnlichen Zielstrebigkeit zu leben wie die erste Hälfte. Aber so plausibel dem heutigen Menschen die Ziele der Erweiterung und der Kulmination des Lebens sind, so fragwürdig oder geradezu unglaubhaft ist ihm die Idee irgendeiner Fortdauer des Lebens nach dem Tode. Und doch kann das Ende des Lebens, nämlich der Tod, nur dann ein vernünftiges Ziel sein, wenn das Leben entweder so miserabel ist, dass man schließlich froh ist, wenn es überhaupt aufhört, oder wenn die Überzeugung besteht, dass die Sonne mit der gleichen Konsequenz, mit der sie zum Mittag aufstieg, auch ihren Untergang sucht, »um fernen Völkern zu leuchten«. **GW 8, § 790**

Ich habe in meiner ziemlich langen psychologischen Erfahrung eine Reihe von Beobachtungen bei Personen gemacht, deren unbewusste Seelentätigkeit ich bis in die unmittelbare Nähe des Todes verfolgen konnte. In der Regel wurde das nahende Ende mit jenen Symbolen angezeigt, mit welchen auch im normalen Leben psychologische Zustandsveränderungen angedeutet werden, nämlich Wiedergeburtssymbole wie Ortsveränderungen, Reisen und dergleichen. Die Hinweise auf den nahenden Tod habe ich mehrfach in Traumreihen bis über ein Jahr zurückverfolgen können, auch in Fällen, wo die äußere Situation keine solchen Gedanken aufkommen ließ. Das Sterben setzte also ein, lange bevor der wirkliche Tod eintrat. Übrigens zeigt sich dies auch öfters in einer eigentümlichen Charakterveränderung, die dem Tod längere Zeit vorausgehen kann. Im Ganzen war ich erstaunt zu sehen, wie wenig Aufhebens die unbewusste Seele vom Tod macht. Demnach müsste der Tod etwas verhältnismäßig Belangloses sein, oder unsere Seele kümmert sich nicht darum, was dem Individuum zufälligerweise zustößt. Umso mehr aber scheint sich das Unbewusste dafür zu interessieren, wie man stirbt, nämlich, ob die Einstellung des Bewusstseins zum Sterben passt oder nicht. [...] Der Zwang, alles Verkehrte noch richtigzustellen, der so häufig bei Sterbenden beobachtet wird, dürfte in die gleiche Richtung weisen. **GW 8, § 809**

Wenn es ein bewusstes Dasein nach dem Tode geben sollte, so ginge es, wie mir scheint, in der Richtung weiter wie das Bewusstsein der Menschheit, das jeweils eine obere, aber verschiebbare Grenze hat. Es gibt viele Menschen, die im Augenblick ihres Todes nicht nur hinter ihren eigenen Möglichkeiten zurückgeblieben sind, sondern vor allem auch weit hinter dem, was schon zu ihren Lebzeiten von anderen Menschen bewusst gemacht worden war. Daher ihr Anspruch, im Tode den Anteil an Bewusstheit zu erlangen, den sie im Leben nicht erworben haben.

Erinnerungen, S. 337

»Wiedergeburt« ist eine Aussage, die zu den Uraussagen der Menschheit überhaupt gehört.

GW 9/1, § 207

Ich könnte mir gut vorstellen, dass ich in früheren Jahrhunderten gelebt habe und dort an Fragen gestoßen bin, die ich noch nicht beantworten konnte; dass ich wiedergeboren werden musste, weil ich die mir gestellte Aufgabe nicht erfüllt hatte.

Erinnerungen, S. 346

Vom Wahnsinn

Die größere Masse hat stets die bessere Wahrheit

Noch immer können aufdämmernde Inseln, wenn nicht ganze Kontinente, auch dem modernen Bewusstsein hinzugefügt werden. **GW 8, § 387**

Damit spiele ich auf ein Problem an, das weit bedeutender ist, als die wenigen einfachen Worte auszudrücken scheinen: *Die Menschheit ist in der großen Hauptsache psychologisch noch in einem Kindheitszustand* – eine Stufe, die nicht übersprungen werden kann. Weitaus die meisten bedürfen der Autorität, der Führung und des Gesetzes. Diese Tatsache darf nicht übersehen werden. **GW 7, § 401**

Unsere westliche Entwicklung von einem primitiven Stand aus wurde plötzlich unterbrochen durch das Eindringen einer Psychologie und Geistigkeit, die einer viel höheren Kulturstufe zugehörten ... Wir wurden mitten in einem noch barbarischen Polytheismus gestoppt, der ausgerottet oder unterdrückt wurde – Jahrhunderte hindurch und vor nicht allzu langer Zeit. Ich nehme an, dass dieser Umstand dem westlichen Geist eine sonderbare Knickung verliehen hat. Unsere geistige Existenz wurde in etwas verwandelt, was sie noch nicht erreicht hatte und im Grunde noch nicht sein konnte ... Es war eine Befreiung des Bewusstseins von der Last der Irrationalität und der Triebhaftigkeit, auf Kosten der Ganzheit des Individuums. Der Mensch wurde in eine bewusste und eine unbewusste Persönlichkeit aufgespalten. Die bewusste Persönlichkeit konnte domestiziert werden, weil sie vom naturhaften und primitiven Menschen getrennt war. So wurden wir einerseits höchst diszipliniert, organisiert und rational, die andere Seite aber blieb ein unterdrückter Primitiver, abgeschnitten von Erziehung und Kultur.

Dies erklärt unsere vielen Rückfälle in die erschreckendste Barbarei, und es erklärt auch die wirklich furchtbare Tatsache, dass, je höher wir den Berg wissenschaftlicher und technischer Errungenschaften hinaufklettern, der Missbrauch unserer Erfindungen umso gefährlicher und diabolischer wird. Man denke an den großen Triumph menschlichen Geistes, die Macht zu fliegen: wir haben den uralten Menschheitstraum verwirklicht! Und man denke an die Bombenangriffe moderner Kriegsführung! Ist es das, was Zivilisation bedeutet? Führt es nicht vielmehr den überzeugenden Beweis für die Tatsache vor Augen, dass, als unser Geist zur Eroberung des Himmels auszog, unser anderer Mensch, dieses unterdrückte, barbarische Individuum, zur Hölle fuhr? Gewiss darf unsere Zivilisation stolz sein auf ihre Leistungen, doch müssen wir uns gleichzeitig über uns schämen.

GW 10, §§ 1008 f.

Der menschliche Geist, noch immer ein Jüngling, opfert alles für neue technische Errungenschaften, aber hütet sich sorgfältig, einen Blick in sein Inneres zu tun.

Briefe III, S. 358

Der Weise, auf den man nicht hört, gilt als Narr, und der Narr, der die allgemeine Torheit zuerst und am lautesten verkündet, als Prophet und Führer, und manchmal ist es glücklicherweise auch umgekehrt, sonst wäre die Menschheit an ihrer Dummheit schon längst zugrunde gegangen.

GW 14/II, § 438

Der horror novi (Angst vor dem Neuen) des Menschen ist so groß, dass er aus Angst um seinen eigenen bescheidenen Verstand lieber den Kerl, der seinen Geist beunruhigt, für verrückt erklärt.

Briefe I, S. 246

Man will Sicherheiten und keine Zweifel, man will Resultate und keine Experimente, ohne dabei zu sehen, dass nur durch Zweifel Sicherheiten und nur durch Experimente Resultate entstehen können.

GW 8, § 751

In der Herde gibt es keinen Zweifel, und die größere Masse hat stets die bessere Wahrheit – aber auch die größeren Katastrophen. GW 12, § 563

Dämonen des Menschen

Warum zum Teufel kann der Mensch nicht erwachsen werden? Kein Zweifel, der Herr dieser Welt ist der Teufel.
Briefe I, S. 372

Die Dämonen der Natur, über welche der Menschengeist anscheinend triumphierte, hat er unbesehen in sich geschluckt und ist zur Marionette des Teufels geworden. Das konnte nur geschehen, weil man glaubte, die Dämonen dadurch erledigt zu haben, dass man sie als Aberglauben erklärte. Dabei übersah man, dass sie im Grunde genommen Projektionen sind, also Produkte gewisser Faktoren in der menschlichen Seele.

GW 18/II, § 1365

Der Teufel lässt sich am besten mit der Geduld schlagen, denn er hat keine.
Briefe III, S. 25

»Sieh«, sagte (Pueblo-Häuptling) Ochwiä Biano, »wie grausam die Weißen aussehen. Ihre Lippen sind dünn, ihre Nasen spitz, ihre Gesichter sind von Falten gefurcht und verzerrt, ihre Augen haben einen starren Blick, sie suchen immer etwas. Was suchen sie? Die Weißen wollen immer etwas, sie sind immer unruhig und rastlos. Wir wissen nicht, was sie wollen. Wir verstehen sie nicht. Wir glauben, dass sie verrückt sind.«

Ich fragte ihn, warum er denn meine, die Weißen seien alle verrückt.

Er entgegnete: »Sie sagen, dass sie mit dem Kopf denken.«

»Aber natürlich. Wo denkst du denn?«, fragte ich erstaunt.

»Wir denken hier«, sagte er und deutete auf sein Herz. Ich versank in langes Nachsinnen. Zum ersten Mal in meinem Leben, so schien es mir, hatte mir jemand ein Bild des wirklichen weißen Menschen gezeichnet. Es war mir, als hätte ich bis jetzt nur sentimental-beschönigende farbige Drucke gesehen. Dieser Indianer hatte unseren verwundbaren Fleck getroffen und etwas berührt, wofür wir blind sind. Ich fühlte, wie etwas Unbekanntes und doch innigst Vertrautes in mir aufstieg wie ein formloser Nebel. Und aus diesem Nebel löste sich nun Bild um Bild, zuerst römische Legionen, wie sie in die Städte Galliens einbrachen, Julius Caesars scharf geschnittene Züge, Scipio Africanus, Pompejus. Ich sah den römischen Adler an der Nordsee und am Gestade des Weißen Nils. Dann sah ich Augustinus, wie er das christliche Credo den Briten auf römischen Lanzenspitzen überreicht, und Karls des Großen rühmlichst bekannte Heidenbekehrungen;

dann die plündernden und mordenden Scharen der Kreuzfahrerheere, und mit einem heimlichen Stich wurde mir die Hohlheit der traditionellen Kreuzzugsromantik klar. Sodann kamen Columbus, Cortez und die anderen Conquistadores, die mit Feuer, Schwert, Tortur und Christentum selbst diese entlegenen, friedlich in der Sonne, ihrem Vater, träumenden Pueblos erschreckten. Ich sah auch die Entvölkerung der Südseeinseln mittels scharlachinfizierter Kleider, Feuerwasser und Syphilis. Damit hatte ich genug. Was wir als Kolonisation, Heidenmission, Ausbreitung der Zivilisation usw. bezeichnen, hat noch ein anderes Gesicht, ein Raubvogelgesicht, das mit grausamer Konzentration nach ferner Beute späht, ein Gesicht, das eines Geschlechtes von See- und Landräubern würdig ist. All die Adler und sonstigen Raubtiere, die unsere Wappenschilder zieren, schienen mir passende psychologische Exponenten unserer wahren Natur zu sein.

Erinnerungen, S. 272 ff.

Wenn es jemals eine geistige Epidemie gegeben hat, dann ist es die gegenwärtige geistige Situation in Deutschland. Hitler selbst ist (nach allem, was ich gehört habe) mehr als nur halb verrückt.

Briefe I, S. 350

Nein, die Dämonen sind nicht gebannt, das ist erst noch eine schwere Aufgabe. Jetzt, nachdem der Engel der Geschichte die Deutschen verlassen hat, werden sich die Teufel ein neues Opfer suchen. Und es wird ihnen nicht schwerfallen. Jeder Mensch, der seinen Schatten verliert, jedes Volk, das in Selbstgerechtigkeit verfällt, gibt sich ihnen preis ... Vergessen wir nicht, dass bei den Siegernationen genau dieselben fatalen Anlagen der Kollektivität vorhanden sind wie bei den Deutschen, dass sie ebenso plötzlich eine Beute der Dämonen werden können wie diese.

Mensch und Seele, S. 165

Wir haben unsere Götter weitgehend aus dem Bewusstsein verloren, und in ihrer gegenwärtigen Gestalt erteilt die Religion auf die Weltsituation im Allgemeinen und die »Religion« des Kommunismus im Besonderen keine wirksame Antwort. So befinden wir uns in der gleichen schwierigen Lage wie das vornationalsozialistische Deutschland der Zwanzigerjahre, d.h., wir könnten leicht der Gefahr eines neuen, aber diesmal weltweiten wotanistischen Experiments erliegen.

Briefe III, S. 342

Feindbilder

Der Hass des Menschen konzentriert sich immer auf das Etwas, das ihm seine (eigenen) schlechten Eigenschaften zum Bewusstsein bringt. **GW 6, § 453**

Dem westlichen Menschen grinst von der anderen Seite des Eisernen Vorhangs sein eigener böser Schatten entgegen. **Der Mensch und seine Symbole, S. 85**

Indem man allgemein der Meinung huldigt, der Mensch sei das, was sein Bewusstsein von sich selber weiß, hält man sich für harmlos und fügt so der Bosheit noch die entsprechende Dummheit hinzu. Man kann zwar nicht leugnen, dass furchtbare Dinge geschehen sind und noch geschehen, aber es sind jeweils die anderen, die solches tun. **GW 10, § 572**

Nur der Dumme kann die Voraussetzungen seiner eigenen Natur auf die Dauer außer acht lassen. Diese

Fahrlässigkeit bildet sogar das beste Mittel, um ihn zu einem Instrument des Bösen werden zu lassen. Wie es dem Cholerakranken und seiner Umgebung nicht das Geringste nützt, der Kontagiosität der Krankheit unbewusst zu sein, so hilft uns auch die Harmlosigkeit und Naivität nichts. Im Gegenteil sogar verführen sie zur Projektion des nicht eingesehenen Bösen in die »anderen«. Damit stärkt man die gegnerische Position aufs wirksamste, denn mit der Projektion des Bösen wandert auch die Angst, die wir vor dem eigenen Bösen, zwar unwillig und heimlich, empfinden, zum Gegner über und erhöht das Gewicht seiner Drohung um ein Vielfaches. **GW 10, § 572**

Schauen Sie auf die teuflischen Mittel der Zerstörung! Sie sind erfunden von vollständig harmlosen Gentlemen, von vernünftigen, angesehenen Bürgern, die all das sind, was wir wünschen. Und wenn die ganze Sache in die Luft fliegt und eine unbeschreibliche Hölle der Zerstörung aufreißt, so scheint niemand dafür verantwortlich gewesen zu sein. Es geschieht einfach, und doch ist alles von Menschen gemacht. Aber da jedermann blindlings davon überzeugt ist, dass er nichts ist als sein sehr bescheidenes und unwichtiges Bewusstsein, welches ordentlich seine Pflichten erfüllt und einen mäßigen Lebensunterhalt verdiene, merkt niemand, dass diese ganze rational organisierte Masse, die man Staat oder Nation nennt, angetrieben wird von einer anscheinend unpersönlichen, unsichtbaren, aber furchtbaren Macht, die von niemandem und nichts aufgehalten werden kann. Diese schreckliche Macht wird meist erklärt als Furcht vor der benachbarten Nation, von der man annimmt, sie sei von einem böswilligen Teufel besessen. Da niemand fähig ist, zu erkennen, wo und wie stark er selbst besessen und unbewusst ist, projiziert man einfach den eigenen Zustand auf den Nachbarn, und so wird es zu einer heiligen Pflicht, die größten Kanonen und das giftigste Gas zu haben. Das Schlimmste dabei ist, dass man ganz recht hat. Alle Nachbarn werden beherrscht von einer unkontrollierten und unkontrollierbaren Angst, genau wie man selbst. In Irrenanstalten ist es eine wohlbekannte Tatsache, dass Patienten, die an Angst leiden, weit gefährlicher sind, als solche, die von Zorn oder Hass getrieben sind. **GW 10, § 463**

Die Psychologie des Krieges hat diesen Umstand deutlich hervorgehoben: Alles, was die eigene Nation tut, ist gut, alles, was die anderen tun, ist schlecht. Das Zentrum aller Gemeinheit befindet sich stets in einer Distanz von einigen Kilometern hinter den feindlichen Linien. **GW 8, § 517**

Die Projektionen verwandeln die Umwelt in das eigene, aber unbekannte Gesicht. **GW 9/II, § 17**

Es tritt dann die Aufgabe an das Subjekt heran, all jene Gemeinheit beziehungsweise Teufelei, die man ungescheut dem anderen zugetraut und worüber man sich ein Leben lang entrüstet hat, auf eigene Rechnung zu übernehmen. Das Irritierende an dieser Prozedur ist die Überzeugung einerseits, dass, wenn alle Menschen so handelten, das Leben wesentlich erträglicher würde, andererseits die Empfindung heftigsten Widerstandes dagegen, dieses Prinzip bei sich selber anzuwenden – und zwar im Ernst. Wenn es der andere täte, – man könnte sich nichts Besseres wünschen; wenn man es aber selber tun sollte, so findet man es unerträglich.

Der Neurotische ist durch seine Neurose allerdings *gezwungen*, diesen Fortschritt zu machen, der Normale aber nicht, dafür erlebt Letzterer seine psychische Störung sozial und politisch in der Form von massenpsychologischen Erscheinungen, zum Beispiel von Kriegen und Revolutionen. Die reale Existenz eines Feindes, dem man alle Bosheit aufladen kann, bedeutet eine unverkennbare Erleichterung des Gewissens. Man kann es wenigstens ungescheut sagen, wer der Teufel ist, das heißt, man ist sich darüber klar, dass die Ursache des Missgeschicks sich außen befindet und nicht etwa in der eigenen Einstellung.

GW 8, §§ 517 f.

Krieg und Umweltzerstörung

Worte sind viel zu billig geworden. Sein ist schwieriger und wird deshalb gern durch Worte ersetzt.

Briefe III, S. 248

Die Vernunft hat bis jetzt kläglich versagt, und gerade das, was alle vermeiden wollen, geschieht in schauerlicher Progression. Gewaltiges an Nützlichem hat sich der Mensch errungen, dafür aber hat er auch den Abgrund der Welt aufgerissen, und wo wird er, wo kann er noch haltmachen? Man hat nach dem letzten Weltkrieg auf die Vernunft gehofft; man hofft jetzt wieder. Aber schon ist man von den Möglichkeiten der Uranspaltung fasziniert und verspricht sich ein goldenes Zeitalter – beste Gewähr dafür, dass der Greuel der Verwüstung ins Ungemessene wächst. Und wer ist es, der all dies zustande bringt? Es ist der sogenannte harmlose, begabte, erfinderische und vernünftige menschliche Geist, der nur leider seiner ihm anhaftenden Dämonie unbewusst ist. Ja, dieser Geist tut alles, um sein eigenes Gesicht nicht sehen zu müssen, und jeder hilft ihm dabei nach Kräften. Nur ja keine Psychologie, denn diese Ausschweifung könnte zur

Selbsterkenntnis führen! Dann schon lieber Kriege, an denen jeweils der andere schuld ist; und keiner sieht, dass alle Welt besessen ist, das zu tun, was man flieht und fürchtet. **GW 9/I, § 454**

Die gigantischen Katastrophen, die *uns* bedrohen, sind keine Elementarereignisse physischer oder biologischer Natur, sondern psychische Ereignisse. Uns bedrohen in schreckenerregendem Maße Kriege und Revolutionen, die nichts anderes sind als psychische Epidemien. Jederzeit können einige Millionen Menschen von einem Wahn befallen werden, und dann haben wir wieder einen Weltkrieg oder eine verheerende Revolution. Statt wilden Tieren, stürzenden Felsen, überflutenden Gewässern ausgesetzt zu sein, ist der Mensch jetzt seinen seelischen Elementargewalten ausgesetzt. Das Psychische ist eine Großmacht, die alle Mächte der Erde um ein Vielfaches übersteigt. Die Aufklärung, welche die Natur und die menschlichen Institutionen entgöttert hat, hat *den einen Gott des Schreckens*, der in der Seele wohnt, übersehen. Gottesfurcht ist vor der Übermacht des Psychischen, wenn irgendwo, am Platze. **GW 17, § 302**

Die beängstigende Verschmutzung des Wassers, die langsam wachsende Radioaktivität und die dunkle Drohung der Überbevölkerung mit ihren genoziden Tendenzen haben bereits zu einer allgemein verbreiteten, wennschon nicht überall bewusst gewordenen *Angst* geführt; man *liebt den Lärm*, da er diese nicht zu Wort kommen lässt. **Briefe III, S. 125**

Der westliche Mensch bedarf der Überlegenheit über die Natur außen und innen *nicht*. Er hat beides in beinahe teuflischer Vollendung. Was er aber nicht hat, ist die bewusste Anerkennung seiner *Unterlegenheit* unter die Natur um ihn und in ihm. Was er lernen sollte, ist, dass er nicht kann, wie er will. Lernt er das nicht, so wird seine eigene Natur ihn zerstören. Er kennt seine Seele nicht, die sich selbstmörderisch gegen ihn empört. **GW 11, § 870**

Der Geist Indiens wächst aus der Natur. Unser Geist steht gegen die Natur. **GW 11, § 941**

Man weiß noch immer nicht, dass der große Fortschritt durch einen ebenso großen Rückschritt aufgewogen wird. Man hat noch keine Ahnung davon, was es heißt, in einer entseelten Natur zu leben.

GW 18/II, § 1366

Nicht die Natur, sondern der »Genius der Menschheit« hat sich den fatalen Strick geknüpft, mit dem er sich jederzeit exekutieren kann. **GW 11, § 734**

Vernunft allein genügt nicht mehr

Aber selbst Gott kann nicht gedeihen in einer seelisch unterernährten Menschheit. **GW 10, § 275**

In der Regel obsiegt das kollektive Bewusstsein mit seinen »vernünftigen« Allgemeinbegriffen, welche dem Durchschnittsverständnis keine Schwierigkeiten bereiten. [...] Immer noch ist die kürzeste Verbindung zwischen zwei Punkten eine Gerade, während die Physik mit zahllosen kürzesten Verbindungen rechnet, was dem Bildungsphilister von heute noch höchst ungereimt vorkommt. Immerhin hat das eindrucksvolle Ereignis von Hiroshima auch den abstrusesten Konstatierungen der modernen Physik einen beinahe unheimlichen Respekt verschafft. Die in ihren Auswirkungen weit furchtbarere Explosion, die wir in Europa zu beobachten Gelegenheit hatten, wird vorerst nur von sehr wenigen als rein psychische Katastrophe erkannt. Man bevorzugt dagegen die absurdesten politischen und national-ökonomischen Theorien, welche ebenso passend sind, wie wenn man die Explosion von Hiroshima als Zufallstreffer eines großen Meteoriten erklären wollte. **GW 8, § 424**

Die Seele ist bedeutend komplizierter und unzugänglicher als der Körper. Sie ist sozusagen die eine Hälfte der Welt, die es nämlich nur insofern gibt, als man sich ihrer bewusst wird. Darum ist die Seele nicht nur ein persönliches, sondern ein Weltproblem, und der Psychiater hat es mit der ganzen Welt zu tun.

Heute kann man es sehen wie nie zuvor: die Gefahr, die uns allen droht, kommt nicht von der Natur, sondern vom Menschen, von der Seele des einzelnen und der vielen. Die psychische Alteration des Menschen ist die Gefahr! Alles hängt davon ab, ob unsere Psyche richtig funktioniert oder nicht. Wenn heutzutage gewisse Leute den Kopf verlieren, dann explodiert eine Wasserstoffbombe! **Erinnerungen, S. 153**

Sozusagen alles hängt an der menschlichen Seele und ihren Funktionen. Sie wäre unserer höchsten Aufmerksamkeit würdig, ganz besonders heutzutage, wo das Wohl und Wehe der Zukunft zugestandenermaßen weder von der Bedrohung durch wilde Tiere oder durch Naturkatastrophen noch von der Gefahr weltweiter Epidemien, sondern einzig und allein von *psychischen Veränderungen der Menschen* abhängig ist. Es braucht nur eine fast unmerkliche Gleichgewichtsstörung einiger führender Köpfe, um die Welt in Blut, Feuer und Radioaktivität zu tauchen. Die hierzu nötigen technischen Hilfsmittel sind ja beiderseits bereits vorhanden. Und gewisse bewusste Überlegungsprozesse, welche von keinem inneren Gegenspieler kontrolliert sind, bieten sich nur allzu leicht an. **GW 10, § 561**

Wie die Atombombe ein bisher unerreichtes Mittel zur *physischen* Massenvernichtung ist, so führt die fehlgeleitete Entwicklung der Psyche zur *seelischen* Massenverwüstung. Die heutige Situation ist dermaßen bedenklich, dass man den Verdacht nicht unterdrücken kann, der Weltschöpfer plane wieder einmal eine Sintflut, um die gegenwärtige Menschheit auszurotten. Wer aber glauben sollte, dass man den Menschen die heilsame Überzeugung von der Existenz der Archetypen beibringen könnte, der denkt ebenso naiv wie diejenigen Leute, welche den Krieg oder die Atombombe ächten wollen. Diese Maßnahme erinnert an jenen Bischof, der die Maikäfer wegen unzulässiger Vermehrung mit dem Kirchenbann belegte. Die Änderung des Bewusstseins beginnt beim Einzelmenschen und ist eine säkulare Angelegenheit, die hauptsächlich von der Frage abhängt, wie weit die Entwicklungsfähigkeit der Psyche reicht. **GW 8, § 428**

Es ist nicht so, dass der Mensch von heutzutage größerer Bosheit fähig wäre als zum Beispiel der antike oder der primitive. Er hat nur unvergleichlich wirksamere Mittel zur Hand, um seine Schlechtigkeit bestätigen zu können. So sehr sich sein Bewusstsein ausgeweitet und differenziert hat, so rückständig ist seine moralische Beschaffenheit geblieben. Das ist das große Problem, das sich heute zu Wort meldet. Die Vernunft allein genügt nicht mehr.

Es läge zwar in ihrer Reichweite, Experimente von so höllischer Tragweite wie die Nuklearspaltung ihrer

Gefährlichkeit wegen zu unterlassen. Aber die Angst vor dem Bösen, das man im eigenen Busen nicht sieht, wohl aber dem anderen umso eher zutraut, fällt allerorts der Vernunft in den Arm, obschon man weiß, dass der Gebrauch dieser Waffe das Ende unserer jetzigen Menschenwelt bedeuten könnte. Die Angst vor der allgemeinen Zerstörung mag uns zwar das Schlimmste ersparen, aber die Möglichkeit dazu wird trotzdem als finstere Wolke über unserem Dasein hängen, solange keine Brücke, die über die seelische und weltpolitische Spaltung hinwegführt, gefunden wird; eine Brücke, die ebenso sicher ist wie das Vorhandensein der Wasserstoffbombe. Wenn ein allgemeines Bewusstsein, dass alles Trennende auf der Spaltung der Gegensätze in der Seele beruht, entstehen könnte, so wüsste man, wo man wirklich angreifen könnte. **GW 10, §§ 574 f.**

Unsere große Aufgabe

Alle Kultur ist Erweiterung unseres Bewusstseins.

Briefe I, S. 295

Das ist es, was wir brauchen, nämlich einen weiteren Bewusstseinshorizont und ein tieferes Verständnis.

Briefe III, S. 363

Es ist meine feste Überzeugung, dass von jetzt an bis in unbestimmte Zukunft das wahre Problem ein psychologisches sein wird. Die Seele ist Vater und Mutter all der anscheinend unlösbaren Schwierigkeiten, die sich vor unseren Augen zum Himmel türmen.

Briefe III, S. 243

Die für den Individuationsprozess so charakteristischen Symbole des Kreises und der Quaternität [...] weisen vorwärts zu einer inneren Ordnung der Seele, wie wenn diese das unerlässliche Instrument zur Reorganisation der kulturellen Gemeinschaft wäre im Gegensatz zu den heute so beliebten Kollektivorganisationen, welche unfertige Halbmenschen zusammenhäufen. Solche Organisationen haben ja nur dann einen Sinn, wenn das Material, das sie anordnen wollen, etwas taugt. Der Massenmensch taugt aber gar nichts, sondern ist bloße Partikel, die den Sinn des Menschseins und damit die Seele verloren hat. Was unserer Welt fehlt, ist der seelische Zusammenhang, und diesen wird kein Fachverein, keine Interessengemeinschaft, keine politische Partei und kein Staat je ersetzen können. **GW 16, § 539**

Auf dem Wege zur Unbewusstheit glaubt man, die Aufgabe könne getrost »andern« überlassen werden oder am Ende gar dem anonymen Staat. Wer aber sind diese »andern«, diese offenbaren Übermenschen, die das zu können vorgeben, von dem jedermann gern überzeugt ist, dass er es nicht kann? Es sind Menschen, die genauso sind, denken und fühlen wie wir, nur sind sie Meister in der Kunst, es andern zu überlassen. Wer ist vollends der Staat? Er ist die Anhäufung aller Nullitäten, aus denen er besteht. Könnte man ihn personifizieren, so käme ein Individuum oder vielmehr ein Monstrum heraus, das in geistiger und ethischer Hinsicht weit unter dem Niveau der meisten Einzelnen, die ihn zusammensetzen, stünde, denn er stellt die Psychologie der Masse in höchster Potenz dar. Das Christentum hat sich in seinen besten Zeiten darum nie als staatsgläubig erwiesen, sondern dem

Menschen ein überweltliches Ziel gesetzt, um ihn von der zwingenden Macht all seiner Projektionen auf diese vom Geist der Finsternis beherrschte Welt zu erlösen. Und es gab ihm eine unsterbliche Seele, damit er einen Punkt habe, von dem aus er die Welt aus den Angeln heben könne, dadurch, dass er sein Ziel nicht in der Beherrschung dieser Welt, sondern im Besitz des Gottesreiches, das ihm in seinem Herzen begründet ist, erblicke. GW 16, § 223

Wer in etwas überwiegendem Maße Massenmensch ist, sieht prinzipiell nichts ein, braucht auch gar nichts einzusehen, denn der Einzige, der wirklich Fehler begehen kann, ist der große Anonymus, konventionell als »Staat« oder »Gesellschaft bezeichnet.

GW 8, § 410

Je größer eine Gemeinschaft ist, und je mehr die jeder großen Gemeinschaft eigentümliche Summierung der Kollektivfaktoren zu Ungunsten des Individuellen durch konservative Vorurteile unterstützt wird, desto mehr wird das Individuum moralisch und geistig vernichtet, und damit wird auch die einzige Quelle für den sittlichen und geistigen Fortschritt der Sozietät verstopft. GW 7, § 240

Je kleiner ein sozialer Körper, desto mehr ist die Individualität der Mitglieder gewährleistet, desto größer ihre relative Freiheit und damit die Möglichkeit einer bewussten Verantwortlichkeit. Ohne Freiheit kann es keine Sittlichkeit geben. Unsere Bewunderung vor den großen Organisationen schwindet, wenn wir der anderen Seite des Wunders innewerden, nämlich der ungeheuerlichen Anhäufung und Betonung alles Primitiven im Menschen und der unvermeidlichen Vernichtung seiner Individualität zugunsten des Monstrums, das jede große Organisation nun einmal ist. GW 7, § 240

Widerstand gegen die organisierte Masse kann nur der leisten, der in seiner Individualität ebenso organisiert ist wie die Masse. GW 10, § 540

Wenn Eltern wissen, welche ihrer unbewussten Neigungen und Gewohnheiten der Psyche ihrer Kinder schädlich sind, so werden sie sich moralisch verpflichtet fühlen, etwas dagegen zu tun, vorausgesetzt, ihr Pflichtgefühl und ihre Liebe sind normal entwickelt. Dasselbe Gesetz ist auch in Gruppen und, last not least, in Nationen, das heißt in den führenden Minderheiten, am Werk, insofern diese aus Individuen zusammengesetzt sind, die um bestimmte Tendenzen wissen, die für die menschlichen Beziehungen eine ernste Gefährdung darstellen. Die Hauptgefahr besteht in *direktem und indirektem Egoismus*, das heißt in einer Unbewusstheit über die letztliche Gleichwertigkeit unserer Mitmenschen. **GW 18/II, § 1398**

Die großen Probleme der Menschheit wurden noch nie durch allgemeine Gesetze, sondern *immer nur durch Erneuerung der Einstellung des Einzelnen gelöst.* Wenn es je eine Zeit gab, wo die Selbstbesinnung das unbedingt Nötige und einzig Richtige war, so ist es unsere gegenwärtige katastrophale Epoche.

GW 7, Vorwort zur ersten Auflage

Ein Mensch, dessen Herz nicht gewandelt ist, wird das Herz keines anderen Menschen verändern.

GW 18/II, § 1396

C. G. Jung über sich selbst

Es gibt eine schöne alte Legende von einem Rabbi, zu dem ein Schüler kam und fragte: »Früher gab es Menschen, die Gott von Angesicht gesehen haben; warum gibt es sie heute nicht mehr?« Da antwortete der Rabbi: »Weil sich heute niemand mehr so tief bücken kann.« Man muss sich schon etwas bücken, um aus dem Strom zu schöpfen.

Der Unterschied zwischen den meisten anderen Menschen und mir liegt darin, dass bei mir die »Zwischenwände« durchsichtig sind. Das ist meine Eigentümlichkeit. Bei anderen sind sie oft so dicht, dass sie nichts dahinter sehen und darum meinen, es sei auch gar nichts da. Ich nehme die Vorgänge des Hintergrundes einigermaßen wahr, und darum habe ich die innere Sicherheit. Wer nichts sieht, hat auch keine Sicherheit und kann keine Schlüsse ziehen oder traut den eigenen Schlüssen nicht.

Ich weiß nicht, was es ausgelöst hat, dass ich den Strom des Lebens wahrnehmen kann. Es war wohl das Unbewusste selber. Vielleicht waren es die frühen Träume. Sie haben mich von Anfang an bestimmt.

Erinnerungen, S. 386

Wenn ich heute zurückschaue und den Sinn dessen bedenke, was mir in der Zeit meiner Arbeit an den Fantasien widerfuhr, kommt es mir vor, als sei eine Botschaft mit Übermacht an mich gekommen. Es lagen Dinge in den Bildern, die nicht nur mich angingen, sondern auch viele andere. Damit hat es angefangen, dass ich nicht mehr nur mir selber gehören durfte. Von da an gehörte mein Leben der Allgemeinheit. Die Erkenntnisse, um die es mir ging oder die ich suchte, waren in der Wissenschaft jener Tage noch nicht anzutreffen. Ich musste selber die Urerfahrung machen und musste überdies versuchen, das Erfahrene auf den Boden der Wirklichkeit zu stellen; sonst wäre es im Zustand einer nicht lebensfähigen subjektiven Voraussetzung geblieben. Damals stellte ich mich in den Dienst der Seele. Ich habe sie geliebt und habe sie gehasst, aber sie war mein größter Reichtum. Dass ich mich ihr verschrieb, war die einzige Möglichkeit, meine Existenz als eine relative Ganzheit zu leben und auszuhalten. **Erinnerungen, S. 214**

Alle meine Schriften sind sozusagen Aufträge von innen her; sie entstanden unter einem schicksalhaften Zwang. Was ich schrieb, hat mich von innen überfallen. Den Geist, der mich bewegte, ließ ich zu Wort kommen. Ich habe nie mit einer starken Resonanz auf meine Schriften gerechnet. Sie stellen eine Kompensation zu meiner kontemporären Welt dar, und ich musste das sagen, was niemand hören will. Deshalb bin ich mir, besonders am Anfang, oft so verloren vorgekommen. Ich wusste, dass die Menschen ablehnend reagieren würden, weil es schwierig ist, die Kompensation zur bewussten Welt zu akzeptieren. Heute kann ich sagen: es ist sogar wunderbar, wie viel Erfolg ich hatte, mehr als ich je erwarten konnte. Die Hauptsache war mir immer, dass das, was ich sagen musste, gesagt worden ist. Ich habe das Gefühl, das mir Mögliche getan zu haben. Selbstverständlich könnte es mehr und besser sein, aber nicht aufgrund meiner Fähigkeiten.

Erinnerungen, S. 246

Ich kann nur hoffen und wünschen, dass niemand »Jungianer« wird. Ich vertrete ja keine Doktrin, sondern beschreibe Tatsachen und schlage gewisse Auffassungen vor, die ich für diskussionswürdig halte.

Briefe II, S. 9

Zitierte Werke

Jung, C. G.: Briefe I: 1906–1945. Hg. von Aniela Jaffé, in Zusammenarbeit mit Gerhard Adler. Sonderausgabe. Edition C. G. Jung im Patmos Verlag, Ostfildern 2012.

Jung, C. G.: Briefe II: 1946–1955. Hg. von Aniela Jaffé, in Zusammenarbeit mit Gerhard Adler. Sonderausgabe. Edition C. G. Jung im Patmos Verlag, Ostfildern 2012.

Jung, C. G.: Briefe III: 1956–1961. Hg. von Aniela Jaffé, in Zusammenarbeit mit Gerhard Adler. Sonderausgabe. Edition C. G. Jung im Patmos Verlag, Ostfildern 2012.

Jung, C. G.: Erinnerungen, Träume, Gedanken. Aufgezeichnet und herausgegeben von Aniela Jaffé. Korrigierte Sonderausgabe. 24. Aufl. Edition C. G. Jung im Patmos Verlag, Ostfildern 2026. Originalverlag: © Pantheon Books, an imprint of The Knopf Doubleday Group, a division of Penguin Random House LLC.

Jung, C. G.: Gesammelte Werke. 20 Bde. Hg. von Marianne Niehus-Jung / Lena Hurwitz-Eisner / Franz Riklin / Lilly Jung-Merker / Elisabeth Rüf / Leonie Zander. Sonderausgabe. Edition C. G. Jung im Patmos Verlag, Ostfildern 2011ff.

Jung, C. G.: Mensch und Seele. Aus dem Gesamtwerk 1905–1961 ausgewählt und herausgegeben von Jolande Jacobi. Neuausgabe. Edition C. G. Jung im Patmos Verlag, Ostfildern 2019.

Jung, C. G.: Der Mensch und seine Symbole. Mit Beiträgen von Marie-Louise von Franz / Joseph L. Henderson / Jolande Jacobi / Aniela Jaffé. Sonderausgabe. 25. Aufl. Patmos Verlag, Ostfildern 2025.